Dejar de fumar sin esfuerzo

Técnicas simples para decir adiós al cigarrillo

DANIEL FUENTETAJA

ISBN: 9798393735289

DEDICATORIA

A los humildes estanqueros, que ejerciendo su derecho a comer promueven sin maldad su negocio, víctimas de un sistema dirigido por unos intereses económicos donde prima llenar arcas de dinero por encima de la salud del pueblo, pueblo que sustenta ese mismo sistema como pilar fundamental, a todos ellos dedico estas páginas a modo de compensación simbólica por el perjuicio que les pueda causar.

CONTENIDO

AGRADECIMIENTOS

A todos aquellos me me apoyaron en el camino, sirviéndome como soporte para seguir avanzando, aveces pasamos por alto que un camino se recorre mejor acompañado y pensamos que nosotros mismos podemos con todo, quizá pudiera ser cierto pero hay otro modo más fácil de hacerlo.

Capítulo 1: El poder de la decisión

Bienvenido al primer capítulo de "Dejar de fumar sin esfuerzo: Técnicas simples para decir adiós al cigarrillo". En este libro, exploraremos juntos el proceso de abandonar el hábito de fumar y cómo hacerlo de manera efectiva y sin esfuerzo. En este primer capítulo, nos sumergiremos en el poder de la decisión y cómo dar el primer paso hacia la libertad de fumar.

Sección 1: El deseo de dejar de fumar

Muchas personas que fuman desean dejar este hábito dañino y recuperar su salud y bienestar. Antes de comenzar cualquier proceso de cambio, es esencial cultivar un fuerte deseo interno de dejar de fumar. Exploraremos las razones detrás de tu decisión y cómo mantener la motivación a lo largo del camino.

1.1 Identificando tus motivaciones personales

El primer paso para dejar de fumar sin esfuerzo es comprender tus motivaciones personales. Pregúntate a ti mismo por qué deseas dejar de fumar y qué beneficios esperas obtener al hacerlo. Pueden ser razones relacionadas con la salud, como mejorar tu capacidad pulmonar o reducir el riesgo de enfermedades graves. También podrían ser razones económicas, sociales o familiares. Al identificar tus motivaciones, estarás creando una base sólida para seguir adelante.

1.2 Visualizando tu vida libre de humo

La visualización es una herramienta poderosa que puede ayudarte a consolidar tu decisión de dejar de fumar. Cierra los ojos e imagina cómo sería tu vida sin el cigarrillo. Visualiza una versión saludable y feliz de ti mismo, disfrutando de actividades sin sentir la necesidad de fumar. Esta técnica te ayudará a fortalecer tu determinación y a mantener tu enfoque en el objetivo final.

Sección 2: El primer paso hacia la libertad

Tomar el primer paso es crucial para iniciar el proceso de dejar de fumar. En esta sección, exploraremos diferentes enfoques y estrategias para dar ese paso inicial hacia la libertad del cigarrillo.

2.1 Estableciendo una fecha para dejar de fumar

Es importante establecer una fecha específica para dejar de fumar. Esto le dará estructura y un sentido de compromiso a tu objetivo. Elige una fecha que te dé tiempo suficiente para prepararte mental y emocionalmente, pero no te permitas posponerlo indefinidamente. Anota esa fecha en un lugar visible y haz todo lo posible para mantenerla.

2.2 Informándote sobre los efectos del tabaco

Conocer los efectos dañinos del tabaco en tu cuerpo y mente puede ayudarte a reforzar tu determinación para dejar de fumar. Investiga sobre las enfermedades relacionadas con el tabaquismo y cómo afectan tu calidad de vida a largo plazo. A medida que adquieras más conocimiento, estarás mejor preparado para tomar decisiones informadas y mantener tu motivación.

2.3 Buscando apoyo y recursos

No tienes que hacer esto solo. Busca apoyo y recursos que te ayuden en tu proceso de dejar de fumar. Puedes considerar unirte a grupos de apoyo, hablar con amigos y familiares sobre tu decisión obuscar recursos en línea, como programas de deshabituación tabáquica, aplicaciones móviles y herramientas en línea. El apoyo de otras personas que están pasando o han pasado por la misma experiencia puede ser invaluable. Compartir tus desafíos y éxitos con otros puede brindarte motivación adicional y una red de apoyo sólida.

2.4 Eliminando los recordatorios y tentaciones

Antes de dar el paso para dejar de fumar, es importante deshacerte de los recordatorios y tentaciones relacionadas con el tabaco. Deshazte de los cigarrillos, encendedores, ceniceros y cualquier otro objeto que te recuerde fumar. Limpia y ventila tu espacio para eliminar el olor a tabaco. Al eliminar estos recordatorios visuales y olfativos, estarás creando un entorno propicio para dejar de fumar sin esfuerzo.

Sección 3: Preparándote mental y emocionalmente

Dejar de fumar puede ser un desafío emocional y mental. En esta sección, exploraremos algunas técnicas y enfoques que te ayudarán a prepararte mental y emocionalmente para el viaje de dejar el cigarrillo.

3.1 Cambiando tu mentalidad hacia una mentalidad de no fumador

Para dejar de fumar sin esfuerzo, es esencial cambiar tu mentalidad de fumador a una mentalidad de no fumador. Enfócate en los beneficios de dejar de fumar y visualízate a ti mismo como una persona libre de humo. Repite afirmaciones positivas y refuerza la creencia de que eres capaz de dejar de fumar de manera exitosa.

3.2 Identificando y afrontando los desencadenantes

El tabaquismo a menudo está vinculado a ciertos desencadenantes, como el estrés, las emociones negativas, las situaciones sociales o los momentos de ocio. Identifica tus desencadenantes personales y busca estrategias alternativas para afrontarlos sin recurrir al cigarrillo. Esto podría incluir técnicas de relajación, ejercicio físico, hablar con un amigo de confianza o desarrollar nuevos pasatiempos. Aprender a lidiar con los desencadenantes de manera saludable es fundamental para dejar de fumar de forma duradera.

3.3 Practicando técnicas de manejo del estrés

El estrés puede ser un obstáculo significativo cuando se trata de dejar de fumar. Aprender técnicas efectivas de manejo del estrés, como la meditación, la respiración profunda o el yoga, puede ayudarte a manejar las emociones y el estrés sin recurrir al cigarrillo. Estas técnicas te brindarán herramientas poderosas para mantenerte tranquilo y en control durante todo el proceso.

Capítulo 2: Desafiando los mitos del tabaco: Rompiendo las creencias limitantes

En el segundo capítulo de "Dejar de fumar sin esfuerzo: Técnicas simples para decir adiós al cigarrillo", nos adentraremos en el mundo de los mitos relacionados con el tabaco. A menudo, las creencias erróneas y los mitos pueden perpetuar el hábito de fumar y dificultar el proceso de dejarlo. En este capítulo, exploraremos algunos de los mitos comunes sobre el tabaco y los desafiaráremos para romper esas creencias limitantes y encontrar una perspectiva más realista y saludable.

Sección 1: Identificación de los mitos del tabaco

1.1 El mito de que fumar te ayuda a relajarte

Uno de los mitos más comunes sobre el tabaco es que fumar ayuda a relajarse. Muchas personas creen que un cigarrillo puede aliviar el estrés y la ansiedad. Sin embargo, en realidad, el tabaco no tiene propiedades relajantes. La sensación de alivio que algunos fumadores experimentan se debe a la nicotina, que temporalmente calma los síntomas de abstinencia causados por la adicción. En última instancia, el cigarrillo no resuelve la causa subyacente del estrés y, de hecho, contribuye a la aparición de problemas de salud a largo plazo.

1.2 El mito de que es demasiado tarde para dejar de fumar

Muchas personas creen que, una vez que han fumado durante mucho tiempo, es demasiado tarde para dejarlo y que el daño ya está hecho. Sin embargo, esto no es cierto. Dejar de fumar en cualquier momento tiene beneficios significativos para la salud. A medida que dejas de fumar, tu cuerpo comienza a sanar y a recuperarse, reduciendo el riesgo de enfermedades cardíacas, cáncer de pulmón y otros problemas de salud relacionados con el tabaco. Nunca es demasiado tarde para tomar la decisión de dejar de fumar y mejorar tu calidad de vida.

1.3 El mito de que es imposible dejar de fumar sin esfuerzo

Muchas personas creen que dejar de fumar es una tarea imposible y requiere un esfuerzo sobrehumano. Sin embargo, esto es otro mito que puede ser desafiado. Si bien dejar de fumar puede ser desafiante, no significa que tenga que ser extremadamente difícil. Con las técnicas y estrategias adecuadas, es posible dejar de fumar de manera relativamente sin esfuerzo. Al cambiar tu mentalidad, buscar apoyo y utilizar herramientas efectivas, puedes hacer que el proceso de dejar de fumar sea más manejable y alcanzar el éxito duradero.

Sección 2: Desafiando los mitos y creencias limitantes

2.1 Educación y conocimiento: la clave para desafiar los mitos

La educación y el conocimiento son fundamentales para desafiar los mitos y creencias limitantes sobre el tabaco. Aprender sobre los efectos del tabaco en el cuerpo y la mente, así como comprender cómo funciona la adicción a la nicotina, te permitirá cuestionar y desafiar las afirmaciones falsas. Investiga sobre los estudios científicos, lee,investiga sobre los testimonios de personas que han dejado de fumar con éxito. Cuanto más te informes y aprendas sobre el tema, más sólida será tu base de conocimientos para desafiar los mitos del tabaco.

2.2 Rompiendo el mito de que fumar es una forma de expresión personal

Algunas personas consideran que fumar es una forma de expresión personal o un acto de rebeldía. Sin embargo, es importante comprender que fumar no define tu identidad ni te hace más interesante. En lugar de depender del tabaco para expresarte, busca otras actividades creativas y saludables que reflejen tus verdaderos intereses y pasiones. Descubre nuevas formas de expresión y construye una identidad basada en tu autenticidad y bienestar.

2.3 Desmitificando la idea de que fumar mejora la concentración o la productividad

Otro mito común es que fumar mejora la concentración y la productividad. Aunque algunas personas pueden sentir temporalmente un impulso de energía debido a la nicotina, en realidad, el tabaco afecta negativamente la concentración y la función cognitiva a largo plazo. La realidad es que el humo del cigarrillo afecta el flujo sanguíneo y el suministro de oxígeno al cerebro, lo que puede disminuir la capacidad de atención y el rendimiento cognitivo. Al dejar de fumar, permitirás que tu cerebro funcione de manera óptima y te sentirás más alerta y enfocado.

2.4 Desafiando la creencia de que fumar te hace socialmente aceptable

El tabaco ha sido retratado en la cultura popular como un elemento de socialización y aceptación. Sin embargo, es importante entender que la aceptación social no debería depender de un hábito dañino para la salud. No necesitas el tabaco para encajar en un grupo social. Al dejar de fumar, puedes construir relaciones más auténticas y basadas en intereses compartidos, en lugar de depender de un cigarrillo para sentirte incluido.

2.5 Cuestionando la idea de que fumar es un método efectivo para controlar el peso

Muchas personas creen que fumar ayuda a controlar el peso o a perder peso. Sin embargo, esto es un mito peligroso y potencialmente dañino para la salud. Si bien la nicotina puede reducir temporalmente el apetito, también acelera el metabolismo, lo que puede llevar a un aumento del apetito cuando se deja de fumar. Además, fumar está asociado con una serie de problemas de salud, como enfermedades cardiovasculares y pulmonares, que pueden tener un impacto negativo en el peso a largo plazo. En lugar de recurrir al tabaco, adopta hábitos alimenticios saludables y un estilo de vida activo para mantener un peso equilibrado y una buena salud general.

Capítulo 3: Reconociendo los desencadenantes: Identificando y enfrentando las situaciones de tentación

Un aspecto crucial del proceso de abandonar el tabaco: reconocer y enfrentar los desencadenantes que pueden provocar la tentación de fumar. Identificar las situaciones, emociones y hábitos que te llevan a encender un cigarrillo es fundamental para desarrollar estrategias efectivas y superar esos momentos difíciles. En este capítulo, aprenderás a reconocer los desencadenantes y a enfrentarlos de manera positiva, allanando el camino hacia una vida libre de humo.

Sección 1: Identificando los desencadenantes del tabaco

1.1 Reconociendo las situaciones sociales

Las situaciones sociales suelen ser desencadenantes comunes para fumar. Puede ser que te sientas tentado a fumar cuando estás en compañía de amigos o colegas que fuman, o en situaciones de celebración o relajación, como fiestas o salidas nocturnas. Identifica las situaciones sociales que te llevan a fumar y prepárate para enfrentarlas de manera positiva.

1.2 Identificando los desencadenantes emocionales

Las emociones pueden ser poderosos desencadenantes del hábito de fumar. Muchas personas recurren al cigarrillo como una forma de lidiar con el estrés, la ansiedad, la tristeza o el aburrimiento. Observa tus propias emociones y reconoce los momentos en los que te sientes más inclinado a fumar. Al identificar y comprender tus desencadenantes emocionales, podrás encontrar alternativas más saludables para abordar tus sentimientos.

1.3 Analizando los desencadenantes habituales

Además de las situaciones sociales y las emociones, es importante identificar los desencadenantes habituales que están arraigados en tu rutina diaria. Puede ser el hábito de fumar después de comer, durante las pausas en el trabajo o mientras conduces. Examina tus *patrones diarios y observa los momentos en los que el cigarrillo se ha vuelto automático. Al reconocer estos desencadenantes habituales, podrás implementar estrategias para romper esos patrones y encontrar nuevas formas de ocupar esos momentos.*

Sección 2: Estrategias para enfrentar los desencadenantes del tabaco

2.1 Cambiar las rutinas y hábitos asociados

Una estrategia efectiva para enfrentar los desencadenantes del tabaco es cambiar las rutinas y hábitos asociados con fumar. Si solías fumar después de comer, por ejemplo, puedes reemplazar ese hábito con una caminata breve o una taza de té. Al modificar tu rutina, estarás interrumpiendo la asociación automática entre la actividad y el cigarrillo, y creando nuevos patrones más saludables.

2.2 Buscar alternativas saludables

Cuando te enfrentes a desencadenantes del tabaco, es útil tener alternativas saludables a tu disposición. Por ejemplo, en lugar de fumar cuando estás estresado, puedes probar técnicas de relajación como la respiración profunda, la meditación o el yoga. Estas prácticas te ayudarán a manejar el estrés de manera más efectiva y sin recurrir al cigarrillo. Además, puedes encontrar otras actividades que te brinden placer y distracción, como leer un libro interesante, escuchar música, pintar o hacer ejercicio. Estas alternativas saludables te ayudarán a ocupar tu mente y cuerpo de manera positiva, reduciendo la tentación de fumar.

2.3 Utilizar técnicas de afrontamiento

Cuando te encuentres ante desencadenantes del tabaco, es fundamental contar con estrategias de afrontamiento efectivas. Una técnica útil es la "regla de los cuatro D": demorar, distraer, respirar y beber agua. Demorar consiste en posponer el cigarrillo durante unos minutos, permitiéndote ganar tiempo y reflexionar sobre tu decisión. La distracción implica cambiar tu enfoque y realizar otra actividad que capte tu atención. La respiración profunda te ayudará a relajarte y a calmar tus ansias. Y beber agua te brindará una sensación de saciedad y ayudará a eliminar el deseo de fumar.

2.4 Buscar apoyo y motivación

Enfrentar los desencadenantes del tabaco puede ser un desafío, y contar con apoyo y motivación puede marcar la diferencia. Busca el respaldo de familiares, amigos o grupos de apoyo que estén pasando por una experiencia similar. Compartir tus desafíos y éxitos con personas que te comprendan te brindará un apoyo *invaluable. Además, puedes utilizar aplicaciones móviles diseñadas para ayudar a las personas a dejar de fumar, que ofrecen seguimiento de progreso, consejos motivacionales y herramientas para superar las tentaciones.*

2.5 Practicar la visualización y la autosugestión

La visualización y la autosugestión son técnicas poderosas que te ayudarán a enfrentar los desencadenantes del tabaco. Imagina vívidamente cómo te sentirías, cómo se vería tu vida y cómo mejorarían tu salud y bienestar al dejar de fumar. Visualízate a ti mismo resistiendo las tentaciones y sintiéndote orgulloso de tu elección. Además, puedes repetir afirmaciones positivas y recordarte a ti mismo que eres capaz de superar cualquier desafío que se presente en el camino.

Al identificar las situaciones sociales, las emociones y los hábitos asociados con el cigarrillo, puedes desarrollar estrategias efectivas para superar esas tentaciones. Al cambiar las rutinas, buscar alternativas saludables, utilizar técnicas de afrontamiento, buscar apoyo y practicar la visualización y la autosugestión, estarás fortaleciendo tu capacidad para enfrentar los desencadenantes y mantener tu compromiso de dejar de fumar. Recuerda que cada vez que superes un desencadenante, estarás un paso más cerca de una vida libre de humo y de una mejor salud.

Capítulo 4: Herramientas para el cambio: Estrategias efectivas para vencer la adicción

Superar la dependencia física y psicológica del cigarrillo requiere de enfoque, determinación y un conjunto de técnicas probadas. En este capítulo, exploraremos diferentes métodos y recursos que te brindarán el apoyo necesario para dejar de fumar de manera exitosa y duradera.

Sección 1: Preparación para el cambio

1.1 Establecimiento de metas claras y motivadoras

Antes de embarcarte en el proceso de dejar de fumar, es esencial establecer metas claras y motivadoras. Define por qué deseas dejar de fumar, qué beneficios esperas obtener y cómo te sentirías al lograrlo. Establece metas realistas y divide el proceso en etapas *más pequeñas para hacerlo más manejable. Mantén tus metas visibles y revísalas regularmente para mantener tu motivación y enfoque.*

1.2 Elaboración de un plan de acción

Desarrolla un plan de acción detallado que te guíe en el proceso de dejar de fumar. Define una fecha para tu último cigarrillo y elabora estrategias para enfrentar los desencadenantes, manejar los síntomas de abstinencia y lidiar con los momentos de tentación. Incluye en tu plan alternativas saludables, como ejercicio regular, alimentación equilibrada y técnicas de relajación, que te ayudarán a lidiar con el estrés y mantener una mentalidad positiva.

1.3 Buscar apoyo social

El apoyo social desempeña un papel crucial en el proceso de dejar de fumar. Busca el respaldo de familiares, amigos y seres queridos, y comparte tus metas y desafíos con ellos. También puedes considerar unirte a grupos de apoyo o participar en programas de cesación tabáquica. El intercambio de experiencias y el apoyo mutuo te brindarán fortaleza y te recordarán que no estás solo en este camino.

1.4 Eliminación de objetos relacionados con el tabaco

Antes de comenzar tu proceso de dejar de fumar, deshazte de todos los objetos relacionados con el tabaco que puedan ser desencadenantes. Tira tus cigarrillos, encendedores, ceniceros y cualquier otro elemento que te recuerde el hábito de fumar. Limpiar tu entorno de estos objetos te ayudará a evitar las tentaciones y a crear un ambiente propicio para el cambio.

Sección 2: Métodos y técnicas para vencer la adicción

2.1 Terapia de reemplazo de nicotina (TRN)

La terapia de reemplazo de nicotina es una herramienta eficaz para superar la dependencia física del cigarrillo. Estas terapias, que incluyen parches, chicles, inhaladores y pastillas, proporcionan una dosis controlada de nicotina al organismo, reduciendo los síntomas de abstinencia. Consulta aun profesional de la salud para determinar qué tipo de terapia de reemplazo de nicotina es adecuada para ti y cómo utilizarla de manera efectiva. La TRN puede ayudarte a reducir gradualmente tu dependencia de la nicotina, facilitando así el proceso de dejar de fumar.

2.2 Medicamentos recetados

Además de la terapia de reemplazo de nicotina, existen medicamentos recetados que pueden ser útiles para vencer la *adicción al tabaco. Algunos de estos medicamentos actúan bloqueando los receptores de nicotina en el cerebro, reduciendo los efectos placenteros del cigarrillo. Otros medicamentos pueden ayudar a reducir los síntomas de abstinencia y los antojos. Es importante consultar a un médico para obtener información y orientación sobre los medicamentos recetados disponibles y determinar cuál es la opción más adecuada para ti.*

2.3 Terapia de comportamiento cognitivo-conductual (TCC)

La terapia de comportamiento cognitivo-conductual es una forma de terapia psicológica que se ha mostrado eficaz en el tratamiento de la adicción al tabaco. Esta terapia se centra en identificar y cambiar los pensamientos y comportamientos asociados con el hábito de fumar. Un terapeuta capacitado puede ayudarte a desafiar las creencias negativas relacionadas con el tabaco, a desarrollar habilidades de afrontamiento efectivas y a establecer patrones de pensamiento y comportamiento más saludables.

2.4 Hipnoterapia

La hipnoterapia es una técnica que utiliza la hipnosis para ayudar a las personas a dejar de fumar. Durante una sesión de hipnoterapia, un terapeuta te guiará hacia un estado de relajación profunda y te proporcionará sugerencias positivas para superar la adicción al tabaco. Esta técnica se centra en reprogramar la mente subconsciente y fortalecer la determinación y la motivación para dejar de fumar. Si estás interesado en la hipnoterapia, busca un terapeuta calificado y con experiencia en el tratamiento de la adicción al tabaco.

2.5 Técnicas de relajación y manejo del estrés

El estrés puede desencadenar el deseo de fumar, por lo que aprender técnicas de relajación y manejo del estrés puede ser de gran ayuda durante el proceso de dejar de fumar. Prácticas como la respiración profunda, la meditación, el yoga y el tai chi pueden ayudarte a reducir el estrés y a encontrar un equilibrio emocional. Además, encontrar actividades que te relajen y te brinden placer, como dar un paseo en la naturaleza, tomar un baño caliente o leer un libro, puede ser una excelente manera de distraerte y superar las ansias de fumar.

2.6 Programas de apoyo en línea

En la era digital, existen numerosos programas de apoyo en línea diseñados específicamente para ayudar a las personas a dejar de fumar. Estos programas ofrecen recursos, consejos, seguimiento del progreso y apoyo en comunidad a través de plataformas en línea y aplicaciones móviles. Al unirte a uno de estos programas, puedes obtener apoyo y motivación las 24 horas del día, los 7 días de la semana, desde la comodidad de tu hogar. Además, muchos programas también brindan información adicional sobre los efectos del tabaco en la salud y estrategias adicionales para superar los desafíos asociados con la adicción.

2.7 Prácticas de autocuidado

El autocuidado desempeña un papel fundamental en el proceso de dejar de fumar. A medida que te liberas de la adicción al tabaco, es importante cuidar de ti mismo de manera integral. Esto incluye prestar atención a tus necesidades físicas, emocionales y mentales. Alimentarte adecuadamente, hacer ejercicio regularmente, dormir lo suficiente y practicar actividades que te brinden alegría y relajación contribuirán a mantener tu bienestar general y a fortalecer tu resiliencia ante los desafíos que puedan surgir durante el proceso de dejar de fumar.

2.8 Celebrar los logros y aprender de los retrocesos

A medida que avanzas en tu camino hacia una vida libre de tabaco, es importante celebrar cada logro, por pequeño que sea. Cada día sin fumar es un éxito y una victoria en tu camino hacia la salud y la liberación. Sin embargo, también es normal enfrentar retrocesos ocasionales. Si tienes un tropiezo y vuelves a fumar, no te castigues ni te desanimes. Aprende de la experiencia, identifica las circunstancias que llevaron al retroceso y utiliza esa información para fortalecer tu determinación y evitar situaciones similares en el futuro.

Desde la utilización de terapia de reemplazo de nicotina y medicamentos recetados hasta la incorporación de terapias conductuales, hipnoterapia, técnicas de relajación y manejo del estrés, programas de apoyo en línea y prácticas de autocuidado, cada una de estas herramientas puede ser de gran ayuda en tu camino hacia una vida libre de tabaco. Recuerda que dejar de fumar no es un proceso lineal y puede haber desafíos en el camino, pero con determinación, apoyo y utilizando las estrategias adecuadas, puedes superar la adicción y vivir una vida más saludable y libre.

Capítulo 5: Reconstruyendo hábitos saludables: Enfocándote en un estilo de vida libre de humo

Después de haber dejado de fumar, es fundamental adoptar nuevas rutinas y comportamientos que promuevan la salud y el bienestar. En este capítulo, exploraremos estrategias prácticas y efectivas para construir hábitos positivos, cuidar de tu cuerpo y mantener tu compromiso de vivir libre de humo a largo plazo.

Sección 1: Estableciendo una rutina saludable

1.1 Incorporación de actividad física regular

La actividad física desempeña un papel fundamental en la construcción de un estilo de vida saludable libre de humo. La práctica regular de ejercicio no solo ayuda a mejorar la condición física, sino que también contribuye a reducir el estrés, mejorar el estado de ánimo y aumentar los niveles de energía. Encuentra una actividad física que disfrutes, ya sea caminar, correr, nadar, practicar yoga o bailar, e incorpórala a tu rutina diaria. Establece metas realistas y aumenta gradualmente la intensidad y la duración de tus sesiones de ejercicio.

1.2 Alimentación saludable y equilibrada

Una alimentación adecuada es esencial para mantener un estilo de vida saludable y apoyar tus esfuerzos por dejar de fumar. Opta por alimentos nutritivos y equilibrados, como frutas, verduras, proteínas magras, granos enteros y grasas saludables. Evita los alimentos procesados, ricos en grasas saturadas y azúcares añadidos. Además, bebe suficiente agua para mantenerte hidratado y evitar la confusión entre la sed y el deseo de fumar. Considera consultar a un nutricionista para obtener orientación personalizada y desarrollar un plan de alimentación adaptado a tus necesidades.

1.3 Priorizando el descanso y el sueño

El descanso adecuado y el sueño reparador son fundamentales para tu bienestar general. Cuando dejamos de fumar, es común experimentar cambios en los patrones de sueño. Establece una rutina regular para ir a la cama y levantarte, crea un ambiente *propicio para el sueño y practica técnicas de relajación antes de acostarte, como leer un libro o tomar un baño caliente. Evita el consumo de cafeína y limita la exposición a dispositivos electrónicos antes de dormir. Si persisten los problemas de sueño, consulta con un profesional de la salud para recibir orientación adicional.*

1.4 Manejo del estrés y la ansiedad

El estrés y la ansiedad pueden ser desencadenantes para volver a fumar. Aprender a manejar estas emociones de manera saludable es esencial para mantener tu compromiso de vivir libre de humo. Explora técnicas de manejo del estrés, como la meditación, la respiración profunda, la escritura terapéutica o el yoga. Encuentra actividades que te ayuden a relajarte y a liberar la tensión acumulada. Además, considera la posibilidad de buscar apoyo emocional a través de terapia individual o grupal, donde puedas compartir tus experiencias y recibir herramientas adicionales para manejar el estrés y la ansiedad de manera efectiva.

1.5 Establecimiento de metas y recompensas

Establecer metas claras y alcanzables es una excelente manera de mantener el enfoque en un estilo de vida libre de humo. Define objetivos a corto y largo plazo que estén alineados con tus valores y aspiraciones personales. Por ejemplo, puedes establecer como meta correr una carrera de 5 km en seis meses o ahorrar el dinero que solías gastar en cigarrillos para un viaje especial. Recuerda celebrar tus logros y recompensarte de manera saludable cada vez que alcances una meta, esto refuerza tu motivación y te ayuda a mantener el compromiso a largo plazo.

Sección 2: Construyendo relaciones y apoyo social

2.1 Comunicación abierta con tus seres queridos

Compartir tus metas de dejar de fumar con tus seres queridos puede brindarte un apoyo valioso en tu proceso de cambio. Comunica tus intenciones y solicita su comprensión y apoyo. Pídeles que eviten fumar cerca de ti y que te animen en momentos de tentación. Además, explora la posibilidad de unirte a grupos de apoyo en tu comunidad, donde podrás conectarte con otras personas que están pasando por un proceso similar y compartir experiencias e estrategias.

2.2 Evitar entornos de fumadores

Evitar los entornos donde solías fumar puede ayudarte a evitar las tentaciones y mantener tu compromiso de vivir libre de humo. Si solías fumar en determinados lugares, considera evitarlos inicialmente o buscar alternativas donde no esté permitido fumar. Además, es importante rodearte de personas que apoyen tu decisión de dejar de fumar y que estén comprometidas con un estilo de vida saludable.

2.3 Buscar modelos a seguir positivos

Identificar y buscar modelos a seguir que hayan dejado de fumar con éxito puede ser inspirador y motivador. Busca testimonios, historias de éxito y recursos de personas que han superado la adicción al tabaco. Sus experiencias pueden ofrecerte una perspectiva diferente y brindarte estrategias adicionales para enfrentar los desafíos que puedan surgir en el camino.

2.4 Contribuir a la comunidad

Una forma de fortalecer tu compromiso de vivir libre de humo es involucrarte en actividades que beneficien a tu comunidad. Puedes unirte a proyectos de voluntariado relacionados con la salud, participar en campañas antitabaco o compartir tus experiencias y conocimientos con otros que están luchando contra la adicción al tabaco. Contribuir de manera positiva te brinda un sentido de propósito y te conecta con personas que comparten tus valores.

Sección 3: Manteniendo la motivación y previniendo recaídas

3.1 Recordar los motivos para dejar de fumar

Mantener vivos los motivos que te llevaron a tomar la decisión de dejar de fumar es fundamental para mantener la motivación a largo plazo. Toma un momento para recordar por qué decidiste dejar de fumar en primer lugar. Puede ser por tu salud, por el bienestar de tus seres queridos, por ahorrar dinero o por tener una mejor calidad de vida en general. Mantén esos motivos presentes en tu mente y utiliza esta motivación como un recordatorio constante de tu compromiso.

3.2 Identificar y evitar los desencadenantes

Durante el proceso de dejar de fumar, es importante identificar los desencadenantes que podrían hacerte recaer en el hábito. Estos desencadenantes pueden ser situaciones, personas, lugares o emociones que te asocias con fumar. Observa atentamente tu entorno y tus reacciones emocionales para identificar los factores desencadenantes. Una vez que los identifiques, trata de evitarlos o buscar formas alternativas de afrontarlos. Por ejemplo, si socializar en bares solía ser un desencadenante, considera pasar tiempo en lugares libres de humo o elige actividades sociales que no estén relacionadas con fumar.

3.3 Planificar estrategias de afrontamiento

Anticiparse a las situaciones desafiantes y planificar estrategias de afrontamiento puede ayudarte a superar los momentos de tentación. Por ejemplo, si sabes que una fiesta con amigos puede ser un desencadenante, piensa en formas de lidiar con esa situación. Puedes llevar contigo chicles sin azúcar, hacer ejercicios de respiración profunda cuando sientas la necesidad de fumar, o buscar apoyo de un amigo cercano que pueda ayudarte a mantenerte firme en tu decisión. Tener un plan de acción te dará una sensación de control y te ayudará a resistir la tentación.

3.4 Practicar la autocompasión

Es normal que haya momentos de debilidad o recaídas durante el proceso de dejar de fumar. En lugar de castigarte o criticarte por ello, practica la autocompasión. Reconoce que dejar de fumar es un desafío y que los retrocesos son parte del camino hacia la liberación total del tabaco. Aprende de tus recaídas, identifica los desencadenantes y busca formas de mejorar tus estrategias de afrontamiento. Recuerda que cada día sin fumar es un logro y que estás trabajando en un cambio significativo en tu vida.

3.5 Buscar apoyo continuo

El apoyo continuo es clave para mantener tu compromiso de vivir libre de humo. Mantén contacto con personas que te apoyen en tu proceso de dejar de fumar, ya sea a través de grupos de apoyo, terapia individual o con amigos y familiares. Comparte tus experiencias, celebra tus logros y busca orientación cuando lo necesites. No subestimes el poder del apoyo social en tu camino hacia una vida libre de humo.

Capítulo 6: Afrontando los síntomas de abstinencia: Manejando los desafíos durante el proceso de dejar de fumar

Cuando dejamos de fumar, nuestro cuerpo experimenta una serie de cambios y se adapta a la falta de nicotina. Estos cambios pueden manifestarse a través de síntomas físicos y emocionales, lo que puede resultar desafiante para quienes están en el proceso de dejar de fumar. En este capítulo, exploraremos estrategias efectivas para enfrentar los síntomas de abstinencia y superar los desafíos que surgen durante este período crucial.

Sección 1: Comprender los síntomas de abstinencia

1.1 Qué son los síntomas de abstinencia

Los síntomas de abstinencia son las reacciones que experimenta el cuerpo cuando se deja de consumir nicotina. Estos síntomas pueden variar de una persona a otra, pero son una señal de que el cuerpo está ajustándose a la falta de esta sustancia adictiva. Los síntomas pueden incluir irritabilidad, ansiedad, antojos intensos de fumar, dificultad para concentrarse, problemas de sueño, aumento del apetito y cambios de humor. Es importante tener en cuenta que estos síntomas son temporales y que disminuirán con el tiempo a medida que el cuerpo se recupere completamente.

1.2 Duración y gravedad de los síntomas

La duración y gravedad de los síntomas de abstinencia pueden variar según la persona y la cantidad de tiempo que haya fumado. En general, los síntomas suelen ser más intensos durante los primeros días y semanas después de dejar de fumar, y luego disminuyen gradualmente. La mayoría de las personas experimentan una mejoría significativa en los síntomas dentro de las primeras semanas, aunque algunos síntomas leves pueden persistir durante meses. Es importante recordar que cada persona es única y que cada experiencia de dejar de fumar puede ser diferente.

Sección 2: Estrategias para manejar los síntomas de abstinencia

2.1 Identificar y anticiparse a los desencadenantes

Los desencadenantes pueden desencadenar síntomas de abstinencia y aumentar el deseo de fumar. Identificar los desencadenantes comunes, como el estrés, el consumo de alcohol o el estar en situaciones sociales, puede ayudarte a anticiparte a ellos y desarrollar estrategias para manejarlos de manera efectiva. Por ejemplo, si el estrés es un desencadenante, puedes buscar formas alternativas de manejarlo, como practicar técnicas de relajación, hacer ejercicio o buscar apoyo emocional. Al identificar y anticiparte a los desencadenantes, estarás mejor preparado para enfrentar los síntomas de abstinencia cuando surjan.

2.2 Utilizar técnicas de relajación y respiración

Las técnicas de relajación y respiración pueden ser herramientas poderosas para reducir la ansiedad y el estrés durante el proceso de dejar de fumar. La práctica regular de ejercicios de relajación, como la meditación, el yoga o la visualización guiada, puede ayudar a calmar la mente y el cuerpo, reduciendo así los síntomas de abstinencia. Además, dedicar unos minutos al día para practicar técnicas de respiración profunda puede ayudar a relajar el sistema nervioso y controlar la ansiedad. Respira profundamente inhalando por la nariz, llenando los pulmones de aire, y exhala lentamente por la boca. Repite este proceso varias veces, prestando atención a las sensaciones físicas y permitiendo que la calma te invada.

2.3 Mantenerse activo físicamente

La actividad física regular puede ser una herramienta eficaz para reducir los síntomas de abstinencia y mejorar el estado de ánimo. El ejercicio libera endorfinas, sustancias químicas naturales del cerebro que generan sensaciones de bienestar y reducen la ansiedad y la depresión. Encuentra una actividad física que disfrutes, como caminar, correr, nadar o bailar, e incorpórala a tu rutina diaria. Además de los beneficios físicos, el ejercicio te ayudará a distraerte de los antojos de fumar y te brindará una sensación de logro y empoderamiento.

2.4 Buscar apoyo social

Contar con un sistema de apoyo sólido puede marcar la diferencia durante el proceso de dejar de fumar. Comparte tu decisión de dejar de fumar con familiares, amigos y seres queridos, y pídeles su apoyo y comprensión. Además, considera unirte a grupos de apoyo o comunidades en línea donde puedas conectar con otras personas que están pasando por un proceso similar. Compartir experiencias, recibir consejos y motivarse mutuamente puede ayudarte a enfrentar los síntomas de abstinencia y mantener tu motivación en alto.

2.5 Utilizar técnicas de distracción y recompensa

Durante los momentos de antojo intenso de fumar, es útil contar con técnicas de distracción para desviar la atención y superar el deseo. Encuentra actividades que te mantengan ocupado y distraído, como leer un libro, escuchar música, ver una película, hacer un rompecabezas o salir a dar un paseo. Además, recompénsate de manera saludable cada vez que superes un antojo o un desafío. Puedes darte un pequeño capricho, como disfrutar de tu comida favorita, comprar algo que te guste o hacer algo que te haga feliz. Las recompensas refuerzan tu motivación y te ayudan a mantener el enfoque en tu objetivo de dejar de fumar.

2.6 Explorar terapias complementarias

Algunas terapias complementarias pueden ser beneficiosas para aliviar los síntomas de abstinencia y promover el bienestar durante el proceso de dejar de fumar. Por ejemplo, la acupuntura ha demostrado ser útil para reducir los antojos de fumar y controlar la ansiedad. Otras terapias como la aromaterapia, la terapia de masajes o el uso de hierbas naturales pueden ayudar a relajar el cuerpo y la mente. Si estás interesado en estas terapipias complementarias, es importante buscar profesionales calificados y obtener información adecuada sobre su eficacia y seguridad. Si decides probar alguna de estas terapias, asegúrate de que se complementen con tu enfoque principal de dejar de fumar y que sean parte de un enfoque integral de bienestar.

Sección 3: Superando los desafíos específicos

3.1 Manejo de los antojos intensos de fumar

Los antojos intensos de fumar son uno de los desafíos más comunes durante el proceso de dejar de fumar. Para manejarlos, es útil recordar que los antojos son temporales y que pueden disminuir en intensidad y duración con el tiempo. Prueba técnicas de distracción, como beber agua, masticar chicles sin azúcar, hacer respiraciones profundas o realizar actividades que te mantengan ocupado. También puedes recordar los motivos por los que decidiste dejar de fumar y visualizar los beneficios a largo plazo de vivir libre de humo.

3.2 Afrontar los cambios de humor y la irritabilidad

Durante el proceso de dejar de fumar, es común experimentar cambios de humor, irritabilidad y dificultad para controlar las emociones. Para afrontar estos desafíos, es importante ser consciente de tus emociones y buscar formas saludables de canalizarlas. Prueba técnicas de relajación, como la meditación o el ejercicio, para liberar la tensión acumulada. Además, comunica tus sentimientos y desafíos a las personas de confianza en tu vida, para que puedan ofrecerte apoyo emocional y comprensión.

3.3 Lidiar con la falta de concentración y problemas de sueño

La falta de concentración y los problemas de sueño son síntomas comunes de abstinencia. Para mejorar tu concentración, establece un entorno libre de distracciones cuando necesites enfocarte en una tarea. Puedes dividir las tareas en segmentos más cortos y tomarte descansos regulares para mantener la concentración. Para mejorar la calidad del sueño, establece una rutina de sueño regular, evita la cafeína y la actividad física intensa antes de acostarte, y crea un ambiente tranquilo y propicio para el descanso. Si los problemas de sueño persisten, consulta con un profesional de la salud.

3.4 Afrontar la ganancia de peso

La ganancia de peso es una preocupación común durante el proceso de dejar de fumar, ya que algunos fumadores experimentan un aumento en el apetito y cambios en el metabolismo. Para manejar este desafío, enfócate en mantener una alimentación equilibrada y saludable, rica en frutas, verduras y proteínas magras. Incorpora actividad física regularmente para ayudar a mantener tu peso y mejorar tu bienestar general. Recuerda que el aumento de peso es temporal y que priorizar tu salud general es más importante que un número en la balanza.

El proceso de dejar de fumar puede presentar desafíos debido a los síntomas de abstinencia que surgen cuando el cuerpo se adapta a la falta de nicotina. Sin embargo, con estrategias efectivas y apoyo adecuado, es posible.

Capítulo 7: Apoyo social y redes de ayuda: Encontrando la fuerza en la comunidad

La importancia del apoyo social y las redes de ayuda en el proceso de dejar de fumar. El viaje hacia una vida libre de humo puede ser desafiante, y contar con el apoyo de otras personas que comprendan tus luchas y te brinden aliento y orientación puede marcar la diferencia. En este capítulo, discutiremos cómo encontrar y aprovechar el apoyo social, las comunidades en línea y los grupos de apoyo para fortalecer tu resolución de dejar de fumar y mantener una vida saludable y libre de tabaco.

Sección 1: La importancia del apoyo social

1.1 El papel del apoyo social en el abandono del tabaco

El apoyo social desempeña un papel fundamental en el éxito a largo plazo al dejar de fumar. Tener personas que te respalden, te animen y te brinden apoyo emocional puede ayudarte a superar los desafíos y mantener la motivación en momentos difíciles. El apoyo social puede provenir de familiares, amigos, compañeros de trabajo o de comunidades en línea y grupos de apoyo específicos para dejar de fumar.

1.2 Beneficios del apoyo social durante el proceso de dejar de fumar

El apoyo social durante el proceso de dejar de fumar ofrece una serie de beneficios. No solo te brinda una red de apoyo emocional, sino que también te proporciona información, recursos y estrategias útiles para superar los desafíos. El compartir experiencias y escuchar las historias de éxito de otras personas que han dejado de fumar puede inspirarte y fortalecer tu determinación.

Sección 2: Encontrando apoyo social

2.1 Comunicar tus intenciones de dejar de fumar

Comunicar tus intenciones de dejar de fumar a tus seres queridos es un primer paso importante para obtener apoyo social. Explícales tus motivaciones y metas, y pide su apoyo y comprensión durante el proceso. A menudo, la familia y los amigos cercanos pueden brindarte el apoyo emocional que necesitas para mantener la motivación y resistir las tentaciones.

2.2 Unirse a grupos de apoyo y comunidades en línea

Existen numerosos grupos de apoyo y comunidades en línea dedicados a ayudar a las personas a dejar de fumar. Estos grupos brindan un espacio seguro y de apoyo donde puedes compartir tus experiencias, hacer preguntas y recibir consejos de personas que están pasando o han pasado por el mismo proceso. Participar en estos grupos puede proporcionarte una sensación de pertenencia y conectividad, y te ayudará a darte cuenta de que no estás solo en esta lucha.

2.3 Buscar ayuda profesional

Además del apoyo social de amigos y grupos de apoyo, buscar ayuda profesional puede ser beneficioso durante el proceso de dejar de fumar. Los profesionales de la salud, como médicos, terapeutas y consejeros especializados en dejar de fumar, pueden ofrecerte orientación personalizada, estrategias adicionales y apoyo médico si es necesario. Ellos pueden ayudarte a diseñar un plan de acción individualizado, adaptado a tus necesidades y circunstancias específicas.

2.4 Participar en programas estructurados de cesación del tabaquismo

Existen programas estructurados de cesación del tabaquismo diseñados específicamente para ayudar a las personas a dejar de fumar. Estos programas suelen ser impartidos por profesionales de la salud y ofrecen un enfoque integral que incluye asesoramiento, educación, estrategias de afrontamiento y terapias de reemplazo de nicotina. Participar en estos programas puede brindarte una estructura sólida, herramientas eficaces y la oportunidad de conectarte con otras personas que están en la misma situación.

Sección 3: Cómo brindar apoyo a otros y convertirte en un agente de cambio

3.1 Brindar apoyo a otras personas que desean dejar de fumar

Una vez que hayas alcanzado tu objetivo de dejar de fumar, puedes convertirte en un recurso de apoyo valioso para otras personas que desean hacer lo mismo. Compartir tu experiencia, ofrecer consejos prácticos y brindar apoyo emocional a aquellos que están en las primeras etapas del proceso puede marcar una gran diferencia en su éxito. Al ser un modelo a seguir, puedes inspirar y motivar a otros a seguir tu ejemplo y adoptar un estilo de vida libre de humo.

3.2 Convertirte en un defensor de un estilo de vida libre de tabaco

Además de brindar apoyo individual a las personas que quieren dejar de fumar, puedes convertirte en un defensor de un estilo de vida libre de tabaco a nivel comunitario. Participa en campañas de concientización sobre los peligros del tabaco, aboga por políticas de control del tabaco y educa a otros sobre los beneficios de dejar de fumar. Al hacerlo, puedes contribuir a crear un entorno más saludable y promover cambios positivos en tu comunidad.

Encontrar apoyo social y formar parte de redes de ayuda es esencial durante el proceso de dejar de fumar. Ya sea a través de amigos y familiares, grupos de apoyo en línea, profesionales de la salud o programas estructurados, el apoyo social brinda una fuente de motivación, información y recursos para superar los desafíos y mantenerse firme en la decisión de vivir libre de humo. Al mismo tiempo, convertirse en un agente de cambio y brindar apoyo a otros crea un impacto positivo en la vida de las personas y en la comunidad en general. Juntos, podemos construir un mundo libre de tabaco y promover un estilo de vida saludable y libre de humo para todos.

Capítulo 8: Liberando el estrés: Alternativas saludables para manejar la ansiedad sin recurrir al cigarrillo

Muchos fumadores recurren al cigarrillo como una forma de aliviar el estrés, por lo que es importante identificar alternativas saludables para abordar la ansiedad sin depender del tabaco. En este capítulo, discutiremos estrategias prácticas y eficaces para manejar el estrés, incluyendo técnicas de relajación, actividad física, prácticas de mindfulness y la importancia de cuidar de tu bienestar emocional.

Sección 1: Comprender el estrés y su relación con el tabaquismo

1.1 El vínculo entre el estrés y el consumo de tabaco

El estrés es una de las principales razones por las que muchas personas fuman. El tabaco se percibe como un mecanismo de afrontamiento para aliviar temporalmente el estrés y la ansiedad. Sin embargo, es importante comprender que el cigarrillo no es una solución efectiva para manejar el estrés a largo plazo y que existen alternativas más saludables y sostenibles.

1.2 Los efectos negativos del tabaquismo en el estrés

Aunque fumar puede proporcionar una sensación temporal de alivio del estrés, a largo plazo, el tabaquismo contribuye a aumentar la ansiedad y el estrés. La nicotina presente en el tabaco tiene efectos estimulantes y adictivos que pueden desencadenar una respuesta de estrés en el cuerpo. Además, el fumar también tiene impactos negativos en la salud en general, lo que a su vez puede aumentar los niveles de estrés.

Sección 2: Estrategias para liberar el estrés sin recurrir al cigarrillo

2.1 Técnicas de relajación

Las técnicas de relajación son herramientas efectivas para liberar el estrés y manejar la ansiedad de manera saludable. Algunas técnicas populares incluyen la respiración profunda, la relajación muscular progresiva, la meditación y la visualización guiada. Estas prácticas pueden ayudarte a calmar la mente, reducir la tensión física y promover una sensación general de bienestar.

2.2 Actividad física y ejercicio

El ejercicio regular es una excelente manera de liberar el estrés y mejorar tu bienestar emocional. La actividad física estimula la liberación de endorfinas, las llamadas "hormonas de la felicidad", que tienen un efecto positivo en el estado de ánimo y reducen el estrés.

Incorporar una rutina de ejercicio en tu vida diaria puede ayudarte a distraerte de los pensamientos de fumar, aumentar tu energía y promover una sensación de logro. Puedes elegir una actividad que te guste, ya sea caminar, correr, nadar, practicar yoga o participar en deportes de equipo. La clave es encontrar algo que disfrutes y que puedas mantener a largo plazo.

2.3 Prácticas de mindfulness y meditación

El mindfulness y la meditación son prácticas efectivas para reducir el estrés y promover la tranquilidad mental. Estas técnicas se basan en estar presente en el momento presente y cultivar una actitud de aceptación y compasión hacia uno mismo.

Dedicar unos minutos al día para practicar mindfulness o meditación puede ayudarte a calmar la mente, disminuir los niveles de estrés y aumentar tu capacidad para manejar los desafíos de manera más equilibrada. Puedes encontrar recursos en línea, aplicaciones móviles o incluso unirte a grupos de meditación en tu comunidad para recibir orientación y apoyo adicional.

2.4 Cuidado del bienestar emocional

El estrés y la ansiedad a menudo están vinculados a desequilibrios emocionales. Es importante cuidar de tu bienestar emocional durante el proceso de dejar de fumar. Algunas estrategias efectivas incluyen:

- *Expresar tus emociones de manera saludable: encuentra formas constructivas de expresar tus sentimientos, ya sea hablando con alguien de confianza, escribiendo en un diario o participando en actividades artísticas.*

- *Establecer límites y priorizar el autocuidado: aprende a decir "no" cuando sea necesario y asegúrate de reservar tiempo para ti mismo. Incorpora actividades que te traigan alegría y relajación, como tomar un baño caliente, leer un libro o escuchar música.*

- *Buscar apoyo profesional: si sientes que el estrés y la ansiedad son abrumadores, considera buscar ayuda de un terapeuta o consejero especializado en salud mental. Ellos pueden brindarte herramientas adicionales y estrategias de afrontamiento para manejar tus emociones de manera saludable.*

- *Sección 3: Manteniendo una vida libre de estrés y tabaco a largo plazo*

- *3.1 Identificar desencadenantes de estrés y desarrollar estrategias de afrontamiento*

Es importante identificar los desencadenantes de estrés específicos en tu vida y desarrollar estrategias de afrontamiento saludables. Puedes llevar un registro de las situaciones o eventos que te generan estrés y luego buscar alternativas saludables para manejarlos, como practicar técnicas de relajación, realizar ejercicio o hablar con un amigo de confianza.3.2 Establecer rutinas saludables

Establecer rutinas saludables en tu vida diaria puede ayudarte a mantener un equilibrio y reducir el estrés. Esto incluye mantener una alimentación equilibrada y nutritiva, dormir lo suficiente, y establecer horarios regulares para las actividades diarias. El tener una rutina estructurada te brinda una sensación de control y estabilidad, lo que puede disminuir la ansiedad y el estrés.

- *3.3 Practicar técnicas de manejo del estrés a largo plazo*

A medida que avanzas en tu viaje para dejar de fumar y manejar el estrés, es importante practicar técnicas de manejo del estrés a largo plazo. Esto implica incorporar las estrategias mencionadas anteriormente en tu vida diaria de manera consistente. Al hacerlo, estarás fortaleciendo tus habilidades de afrontamiento y mejorando tu capacidad para manejar el estrés de manera efectiva en el futuro.

- *3.4 Buscar apoyo continuo*

El proceso de dejar de fumar y manejar el estrés puede presentar

desafíos a lo largo del tiempo. Es fundamental buscar apoyo continuo a medida que avanzas en tu camino hacia una vida libre de humo y estrés. Mantén el contacto con grupos de apoyo, amigos y seres queridos que te brinden un sistema de apoyo sólido. Considera también participar en programas de seguimiento o mantener citas regulares con profesionales de la salud que te ayuden a mantener tu motivación y te brinden orientación en momentos de dificultad. Hemos aprendido que el tabaco no es una solución real para el estrés, y que existen alternativas saludables y sostenibles que pueden ayudarnos a enfrentar los desafíos sin depender del humo. Mediante técnicas de relajación, actividad física, prácticas de mindfulness y el cuidado de nuestro bienestar emocional, podemos liberar el estrés de manera efectiva y construir una vida libre de humo y equilibrada.

Recuerda que el proceso de dejar de fumar y manejar el estrés es único para cada persona, y puede requerir tiempo y paciencia. No te desanimes si enfrentas obstáculos en el camino. Con perseverancia y las herramientas adecuadas, puedes superarlos y lograr una vida más saludable y libre de humo. Sigue adelante y recuerda que mereces vivir una vida plena y libre de estrés, sin depender del cigarrillo. ¡Tú tienes el poder de lograrlo!

Capítulo 9: Manteniendo el impulso: Estrategias para prevenir las recaídas y mantenerse libre de humo a largo plazo

mantener el impulso y prevenir las recaídas. Dejar de fumar puede ser un desafío significativo, y es crucial tener estrategias efectivas para mantenernos libres de humo a largo plazo. En este capítulo, exploraremos las razones comunes de las recaídas, identificaremos desencadenantes y situaciones de riesgo, y ofreceremos herramientas prácticas para prevenir y superar las recaídas, con el objetivo de mantener una vida libre de humo de manera permanente.

Sección 1: Comprender las recaídas y los desencadenantes

1.1 Las recaídas como parte del proceso de dejar de fumar

Es importante comprender que las recaídas son comunes y, a menudo, forman parte del proceso de dejar de fumar. Una recaída no significa que hayas fracasado, sino que es una oportunidad para aprender y fortalecer tus estrategias de afrontamiento. Es esencial tener una mentalidad positiva y estar preparado para enfrentar cualquier desafío que surja en el camino.

1.2 Identificación de desencadenantes y situaciones de riesgo

Los desencadenantes y situaciones de riesgo son factores que pueden aumentar las probabilidades de una recaída. Pueden incluir situaciones sociales, estrés, estados de ánimo negativos, el consumo de alcohol o estar cerca de personas que fuman. Es fundamental identificar y estar consciente de estos desencadenantes para poder desarrollar estrategias efectivas para enfrentarlos y evitar caer en la tentación de fumar.

Sección 2: Estrategias para prevenir las recaídas

2.1 Desarrollar un plan de prevención de recaídas

Un plan de prevención de recaídas es una herramienta poderosa que te ayudará a mantenerte libre de humo a largo plazo. Este plan debe incluir estrategias específicas para enfrentar situaciones de riesgo y desencadenantes, así como acciones concretas para cuidar de tu bienestar emocional y físico. Al desarrollar tu plan, considera incluir lo siguiente:

- *Identificación de desencadenantes: haz una lista de los desencadenantes más comunes y específicos que podrían provocar una recaída. Esto te ayudará a estar preparado y a tener estrategias específicas para enfrentarlos.*

- *Estrategias de afrontamiento: desarrolla técnicas y estrategias efectivas para enfrentar los desencadenantes. Estas pueden incluir técnicas de relajación, actividades de distracción, contacto con un amigo de apoyo o el uso de métodos de afrontamiento alternativos, como escribir en un diario o realizar ejercicios de respiración profunda.*

- *Apoyo social: establece un sistema de apoyo sólido alrededor de ti. Comunícate con amigos y familiares que te apoyen en tu decisión de dejar de fumar. Considera unirte a grupos de apoyo para fumadores que han dejado de fumar con éxito, donde puedes compartir tus experiencias, recibir* consejos y apoyo de personas que están pasando por el mismo proceso.

- *Manejo del estrés: el estrés puede ser un desencadenante común de las recaídas. Asegúrate de tener estrategias efectivas para manejar el estrés, como practicar técnicas de relajación, meditación o ejercicios de respiración. También puedes incorporar actividades placenteras en tu rutina diaria para aliviar el estrés, como caminar al aire libre, leer un libro o escuchar música relajante.*

2.2 Reforzamiento positivo y recompensas

El refuerzo positivo y las recompensas pueden ser poderosas herramientas para mantener el impulso y prevenir las recaídas. Establece metas a corto y largo plazo y recompénsate cada vez que las alcances. Estas recompensas no tienen por qué estar relacionadas con el tabaco, pueden ser actividades placenteras, comprarte algo especial o hacer una actividad que disfrutes. El refuerzo positivo te ayudará a mantener la motivación y a asociar dejar de fumar con experiencias gratificantes.

2.3 Manejo de las emociones y estados de ánimo negativos

Las emociones negativas y los estados de ánimo bajos pueden ser desencadenantes comunes de las recaídas. Es importante aprender a manejar estas emociones de manera saludable y constructiva. Puedes practicar técnicas de relajación, hablar con un amigo de confianza, escribir en un diario o buscar apoyo profesional si es necesario. También es útil tener un plan de acción específico para enfrentar las emociones negativas y prevenir que te lleven a recaer en el hábito de fumar.

2.4 Perseverancia y aprendizaje de las recaídas

Si experimentas una recaída, es fundamental recordar que es parte del proceso y no es un fracaso completo. En lugar de castigarte o desanimarte, tómalo como una oportunidad para aprender y crecer. Analiza lo que te llevó a recaer, identifica los desencadenantes y busca estrategias alternativas para enfrentarlos en el futuro. Recuerda que cada intento te acerca más a tu objetivo de mantener una vida libre de humo.

Sección 3: Manteniendo el enfoque a largo plazo

3.1 Cultivar un estilo de vida saludable

Mantener un estilo de vida saludable es esencial para mantener el impulso y prevenir las recaídas. Esto implica cuidar tu alimentación, hacer ejercicio regularmente, dormir lo suficiente y mantener un equilibrio entre el trabajo y la vida personal. Un estilo de vida saludable contribuye a tu bienestar general y fortalece tu resiliencia frente a los desafíos que puedan surgir en el camino.

3.2 Celebrar los logros y mantener la motivación

Celebra tus logros a lo largo del proceso de dejar de fumar y mantén viva tu motivación. Establece metas alcanzables y celébralas a medida que las cumplas. Reconoce el progreso que has hecho y cómo has mejorado tu salud y bienestar. Mantén presente la razón por la cual decidiste dejar de fumar y recuerda los beneficios que has experimentado desde entonces.

3.3 Evitar situaciones de riesgo y tentación

Para mantenerse libre de humo a largo plazo, es importante evitar situaciones de riesgo y tentación. Identifica los lugares, eventos o personas que pueden desencadenar el deseo de fumar y busca maneras de evitarlos o manejarlos de manera efectiva. Si no puedes evitar completamente estas situaciones, establece estrategias de afrontamiento previas para estar preparado y resistir la tentación. Puedes tener a mano alternativas saludables, como chicles sin azúcar, agua o snacks saludables, para satisfacer el impulso de llevarse un cigarrillo a la boca.

3.4 Mantener el apoyo social

El apoyo social es fundamental para mantenerse libre de humo a largo plazo. Busca mantener el contacto con personas que te apoyen en tu decisión de dejar de fumar. Puedes compartir tus logros, desafíos y preocupaciones con ellos, y recibir su apoyo y ánimo. Considera unirte a grupos de apoyo en línea o en persona, donde podrás compartir tus experiencias con otras personas que están en la misma situación. Además, si conoces a alguien que también está intentando dejar de fumar, pueden apoyarse mutuamente y celebrar los logros juntos.

3.5 Estar preparado para las situaciones de estrés

El estrés puede ser un desencadenante común de las recaídas. Aprende técnicas de manejo del estrés que funcionen para ti y tenlas a mano cuando enfrentes situaciones estresantes. Puedes practicar ejercicios de respiración, meditación, yoga u otras actividades que te ayuden a relajarte y manejar el estrés de manera saludable. También es útil tener un plan de acción en caso de que te encuentres en una situación estresante, para evitar recurrir al cigarrillo como una forma de escape.

Hemos comprendido que las recaídas son parte del proceso y que *es importante aprender de ellas en lugar de desanimarse. Al identificar desencadenantes y situaciones de riesgo, desarrollar un plan de prevención de recaídas, buscar apoyo social y mantener un estilo de vida saludable, podemos mantener el impulso y disfrutar de una vida libre de humo a largo plazo.*

Capítulo 10: Celebrando el éxito: Vivir una vida plena y saludable como exfumador

Cómo construir una vida enriquecedora y saludable, cuidando de tu bienestar físico y emocional, y aprovechando al máximo tu nueva libertad como exfumador.

Sección 1: Redefiniendo tu Identidad como exfumador

1.1 Aceptación y orgullo como exfumador

A medida que te conviertes en un exfumador, es fundamental aceptar y abrazar esta nueva identidad. Deja de verte a ti mismo como un fumador que intenta dejar de fumar y comienza a verte como un exfumador exitoso. Siéntete orgulloso de haber tomado la decisión de dejar el hábito y de los cambios positivos que has experimentado en tu vida.

1.2 Comunicar tu éxito a los demás

Comunicar tu éxito a los demás puede ser una forma poderosa de reforzar tu identidad como exfumador y de inspirar a quienes te rodean. Comparte tu historia con amigos, familiares y colegas, y explícales cómo has logrado dejar de fumar y los beneficios que has obtenido. Al hacerlo, no solo te ayudarás a ti mismo a afianzar tu nuevo estilo de vida, sino que también puedes motivar y alentar a otros a seguir tu ejemplo.

Sección 2: Cuidado del cuerpo y la mente

2.1 Actividad física y ejercicio regular

El ejercicio regular no solo beneficia tu salud física, sino que también puede ser una excelente manera de mantener tu mente ocupada y liberar el estrés. Encuentra una actividad física que disfrutes, ya sea caminar, correr, nadar, practicar yoga o cualquier otra forma de ejercicio que te resulte atractiva. Establece metas realistas y haz del ejercicio parte de tu rutina diaria.

2.2 Alimentación saludable y equilibrada

Una alimentación saludable es esencial para mantener tu bienestar general como exfumador. Opta por alimentos frescos, nutritivos y ricos en vitaminas y minerales. Asegúrate de incluir una variedad de frutas, verduras, proteínas magras y granos enteros en tu dieta.

Además, mantente hidratado bebiendo suficiente agua a lo largo del

día.

2.3 Cuidado emocional y mental

El cuidado emocional y mental es igualmente importante en tu vida

como exfumador. Dedica tiempo a actividades que te brinden

alegría y relajación, como leer, escuchar música, practicar la

meditación o la atención plena, o dedicarte a un pasatiempo

creativo. Además, busca formas saludables de manejar el estrés,

como el autocuidado, el apoyo social y la terapia si es necesario.

Estableciendo metas y desafíos nuevos

Como exfumador, es importante establecer nuevas metas y

desafíos para mantener el impulso y seguir creciendo. Establece

metas realistas y alcanzables en diferentes áreas de tu vida, ya sea

en tu carrera, relaciones personales, salud física o desarrollo

personal. Estos objetivos te proporcionarán un sentido de propósito

y te motivarán a seguir adelante.

3.1 Explorando nuevas actividades y pasiones

Aprovecha tu nueva libertad como exfumador para explorar nuevas actividades y pasiones. Tal vez siempre hayas querido aprender a tocar un instrumento musical, practicar un deporte, tomar clases de cocina o explorar un nuevo hobby. Ahora es el momento perfecto para dedicar tiempo a estas actividades y descubrir nuevas pasiones que te brinden alegría y satisfacción.

3.2 Contribuir a la comunidad

Una forma gratificante de vivir una vida plena y saludable como exfumador es contribuir a la comunidad. Busca oportunidades para ser voluntario en organizaciones locales, participar en proyectos de ayuda social o compartir tu experiencia y conocimientos con otras personas que intentan dejar de fumar. Al ayudar a los demás, no solo estarás mejorando sus vidas, sino que también fortalecerás tu propio sentido de propósito y satisfacción.

Sección 4: Manteniendo el enfoque y la resiliencia

4.1 Mantener la vigilancia

Aunque hayas dejado de fumar con éxito, es importante mantener la vigilancia y no bajar la guardia. Recuerda que la adicción al tabaco es una enfermedad crónica y siempre existe el riesgo de recaída. Mantente consciente de las situaciones o

desencadenantes que podrían llevarte a querer fumar nuevamente
y mantén tus estrategias de afrontamiento y apoyo listas.

4.2 Celebrar los hitos y logros

A medida que sigas avanzando en tu vida como exfumador, celebra
los hitos y logros que alcances en el camino. Cada día, semana,
mes o año sin fumar es motivo de celebración. Reconoce tus
esfuerzos y recompénsate de manera saludable, ya sea con un
pequeño regalo, una salida especial o simplemente tomándote un
tiempo para apreciar y celebrar tu éxito.

4.3 Manejar las recaídas con compasión

Si por alguna razón experimentas una recaída y vuelves a fumar,
recuerda que no eres un fracaso. Las recaídas son parte del
proceso de dejar de fumar y muchas personas las experimentan.
En lugar de castigarte o sentirte culpable, sé compasivo contigo
mismo y busca aprender de la experiencia. Identifica los
desencadenantes que te llevaron a recaer y encuentra nuevas
estrategias para enfrentarlos en el futuro.

4.4 Buscar apoyo continuo

A medida que avanzas en tu vida como exfumador, es importante
seguir buscando apoyo. Puedes unirte a grupos de apoyo en línea

o en persona, asistir a sesiones de terapia de grupo o individual, o participar en programas de mantenimiento de la abstinencia. Estas formas de apoyo te brindarán un espacio seguro para compartir tus experiencias, recibir aliento y consejos, y mantener tu motivación.

4.5 Aprender de las experiencias

Cada experiencia, ya sea un éxito o una recaída, es una oportunidad para aprender y crecer. Reflexiona sobre tus experiencias como exfumador y analiza lo que funcionó y lo que no. Utiliza estos conocimientos para ajustar tus estrategias y mejorar en el futuro. Recuerda que el proceso de dejar de fumar es único para cada individuo, y lo importante es aprender de tus propias experiencias y encontrar lo que funciona mejor para ti.

4.6 Disfrutar de los beneficios de una vida libre de humo

A medida que te sumerjas en tu vida como exfumador, tómate un momento para apreciar los beneficios que has obtenido. Tu salud general mejora, tu energía aumenta, tu sentido del olfato y el gusto se intensifican, y tu capacidad pulmonar se incrementa. Además, has dado un gran paso hacia la prevención de enfermedades relacionadas con el tabaco. Disfruta de estos beneficios y permítete vivir plenamente sin el lastre del cigarrillo.

4.7 Inspirar a otros

Como exfumador exitoso, tienes el poder de inspirar a otros que están luchando con el hábito de fumar. Comparte tu historia, tus desafíos y tus éxitos con aquellos que buscan dejar de fumar. Ofrece tu apoyo y comprensión, y muestra a los demás que es posible abandonar el cigarrillo y llevar una vida saludable. Tu experiencia puede marcar la diferencia en la vida de alguien y motivarlos a buscar su propia liberación del tabaco.

En este capítulo final, hemos explorado cómo celebrar el éxito y vivir una vida plena y saludable como exfumador. Hemos destacado la importancia de mantener el enfoque y la resiliencia, buscar apoyo continuo, aprender de las experiencias y disfrutar de los beneficios de una vida libre de humo. Recuerda que el proceso de dejar de fumar es un viaje personal y único, y que cada paso que das hacia una vida sin cigarrillos es un logro digno de celebrar.

¡Felicitaciones por tu compromiso y valentía para dejar de fumar! Ahora, es el momento de disfrutar de todos los aspectos positivos que la vida como exfumador tiene para ofrecer. No olvides que eres una fuente de inspiración para otros y que tu experiencia puede marcar la diferencia en la vida de aquellos que buscan liberarse del

hábito.

69

EL AUTOR

Fue fumador por veinticinco años, sabe las dificultades que en un primer momento surgen al intentar dejar el hábito, por eso le complace compartir técnicas que puedan ayudar a otros a lograr una vida libre de humo.

9 798393 735289